Zine Clínicas de Borda

COLEÇÃO:
1. PsiMaré (Rio de Janeiro/RJ)
2. MOVE: Movimentos Migratórios e Psicologia (Curitiba/PR)
3. ClínicAberta de Psicanálise de Santos (Santos/SP)
4. Falatrans (Juiz de Fora, UFJF/MG)
5. Ocupação Psicanalítica (Belo Horizonte/MG; Rio de Janeir/RJ; Vitória/ES; Santo Antônio de Jesus/BA)
6. Estação Psicanálise (Campinas/SP)
7. Coletivo Margem Psicanálise (Fortaleza/CE)
8. Intervenção Psicanalítica Clínico - Política às demandas da População LGBT (Rio de Janeiro/RJ)
9. Rede Sur (São Paulo/ SP)
10. Roda de escuta/grupos flutuantes LGBTQI+ (Aracajú/SE)
11. Clínica Periférica de Psicanálise (São Paulo/SP)
12. Clínica do Cuidado Belo Monte (Altamira/PA; São Paulo/SP)
13. Coletivo Psicanálise e Política e Cotidiano Refugiado (Rio de Janeiro/RJ)
14. Projeto Gradiva (Porto Alegre/RS)
15. Museu das Memórias (In)Possíveis (Porto Alegre/RS)
16. Psicanálise na Rua (Cuiabá/MT)
17. Coletivo Testemunho e Ação/SIG (Porto Alegre/RS)
18. Margens Clínicas (São Paulo/SP)
19. Psicanálise na Praça Roosevelt (São Paulo/SP)
20. Psicanálise no Jacarezinho (Rio de Janeiro/RJ)
21. Mutabis (São Paulo/SP)
22. Clínica Aberta Casa do Povo (São Paulo/SP)

"Tecendo a manhã"
João Cabral de Melo Neto

Um galo sozinho não tece uma manhã:
ele precisará sempre de outros galos.
De um que apanhe esse grito que ele
e o lance a outro; de um outro galo
que apanhe o grito de um galo antes
e o lance a outro; e de outros galos
que com muitos outros galos se cruzem
os fios de sol de seus cantos de galo,
para que a manhã, desde uma teia tênue,
se vá tecendo, entre todos os galos.

E se encorpando em tela, entre todos,
se erguendo tenda, onde entrem todos,
se entretendendo para todos, no toldo
(a manhã) que plana livre de armação.
A manhã, toldo de um tecido tão aéreo
que, tecido, se eleva por si: luz balão.

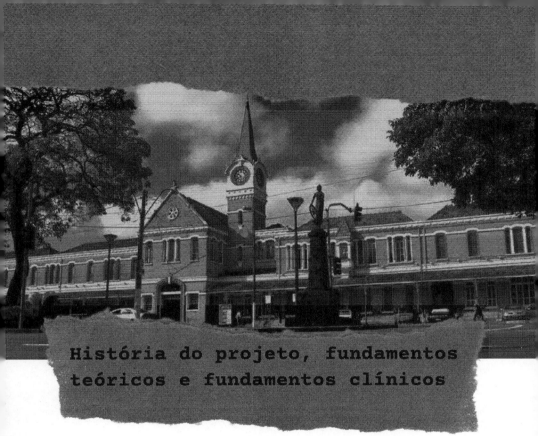

História do projeto, fundamentos teóricos e fundamentos clínicos

O coletivo Estação Psicanálise surgiu em 2019 a partir da junção de dois diferentes grupos (um ligado à UNICAMP e outro ligado à Tykhe Associação de Psicanálise) que pensavam as relações entre psicanálise, política e espaço público, afetados pelos acontecimentos políticos que vinham ocorrendo no país desde meados de 2013, culminando nas eleições de 2018. Ainda que esses fatos digam respeito à realidade brasileira, remontam ao cenário de desigualdades sócio-econômicas e destituição subjetiva correntes na atualidade neoliberal.

A questão que pairava no ar dizia respeito ao que podem analistas frente a essa dimensão sociopolítica do sofrimento, em um cenário em que as pessoas estão emudecidas por diferentes modos de opressão e segregação, sem um espaço de escuta na correria das cidades.

Inicialmente, dedicamo-nos à leitura e trabalho em torno de alguns escritos que pudessem proporcionar certa articulação teórica à ideia do analista sair do consultório para a rua, e os atravessamentos políticos da psicanálise. Como fica a transferência em um dispositivo como o que estávamos pensando? O que caracteriza radicalmente um setting analítico? Quais as potencialidades e limites, dos dispositivos de psicanálise, frente a essa dimensão sociopolítica do sofrimento? Essas foram algumas das questões que tentamos trabalhar – e seguimos trabalhando até hoje. Outro movimento foi promover o encontro com grupos desejosos de botar o corpo na rua. O que não foi difícil, considerando que a história da Psicanálise conta com diferentes iniciativas de prática clínica pública, como por exemplo a Policlínica de Berlim inaugurada em 1920 ou a Clínica Social de Psicanálise fundada por Hélio Pellegrino em 1973, e pelo fato de que no Brasil, naquele momento, diversos analistas estavam se movimentando para formar coletivos e pensar as relações entre psicanálise, política e sofrimento.

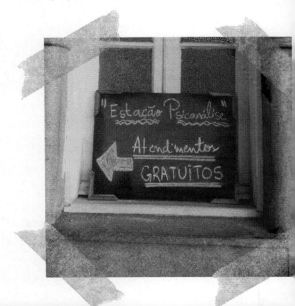

Partimos do pensamento de que o inconsciente é a política, já que é o discurso do Outro; fizemos – e fazemos – uma aposta na circulação da palavra. Aposta que toma o laço social como laço discursivo, o que tem a ver com o ofício do psicanalista, que se presta a ser um outro a quem alguém pode endereçar uma fala. Discurso que (re)produz uma série de desejos e relações que preexistem ao sujeito e lhe reservam um lugar no laço social. Tomamos, também, o conceito de prática clínico-política desenvolvido por Miriam Debieux Rosa na tentativa de nomear nossa práxis. Para colocar nosso bloco na rua, tínhamos que escolher um lugar na cidade para realizar os atendimentos.

Diante da realidade da cidade de Campinas – de grande expressão na região metropolitana de São Paulo, ponto de referência em economia, educação, logística e tecnologia, além do potencial social e simbólico dos grupos que aqui resistem – convivemos com um espaço público pouco acolhedor. Dificuldade que nos levou à procura de um lugar com mínimas condições de estrutura, como banheiros, abrigo do sol e da chuva.

O local escolhido foi a Estação Cultura, uma antiga estação de trens desativada. Marco na cidade, a Estação foi inaugurada em 1884 e manteve viagens até o ano de 2001. Compondo o desenvolvimento da época cafeeira, com arquitetura que remete à era vitoriana (através da construção com tijolos importados da Inglaterra), a beleza desse lugar ainda impressiona. Atualmente é administrada pelo poder municipal, e lá existem outras iniciativas de coletivos que ali se centram e resistem à especulação imobiliária, que tenta transformar o espaço da antiga malha ferroviária em um negócio rentável. A escolha desse lugar também fez parte da nomeação do coletivo.

Trata-se de um ponto de passagem e circulação de diversas pessoas rumo ao centro da cidade ou aos bairros do entorno, além de um espaço onde acontecem diferentes atividades culturais. Essa característica de ser um local de circulação de pessoas, marca um encontro com nossa aposta na circulação da palavra nos espaços públicos.

Desse nome, Estação Psicanálise, pudemos recolher algumas das manifestações da transferência, com nosso dispositivo de escuta. A partir da escolha de ter uma escala de analistas para os atendimentos que são realizados nas manhãs de sábado, percebemos que muito da transferência com o coletivo se dá pelo nome singular que nos conecta com o local que ocupamos na cidade. Desde o início, nossa prática, bem como a de outros dispositivos e coletivos de psicanálise, foi questionada ou desacreditada como possibilidade de escuta. A principal crítica era a de como se daria a transferência, sendo que os interessados na escuta não encontrarão, a cada sábado, o mesmo grupo de analistas disponíveis para atendimento.

Questão que ainda ressoa no trabalho interno das reuniões e seções clínicas (dispositivo de discussão dos casos) do coletivo, fomentando um novo olhar para a noção de transferência e para novas formulações de como pode se dar o fenômeno, fora do consultório e sem um analista específico que encarne a função.

Para além da questão da transferência com os passantes pelo nosso dispositivo, é clara a pertinência de se falar sobre a transferência de trabalho entre os integrantes, o que sustenta a existência do coletivo. Considerando que não há Outro que garanta a formação do analista, entendemos que a experiência de coletivo faz função de um dos possíveis espaços para a continuidade da formação do analista. Mesmo não oferecendo atividades teóricas específicas, a partir da prática e do trabalho em coletivo, notamos os efeitos da relação entre pessoas em momentos distintos de um percurso de formação. Através das seções clínicas e outras atividades, alguns outros testemunham a implicação e o desejo de sustentar uma prática que (re)inventa a teoria psicanalítica, em meio ao seu mal estar constitutivo.

Da ruptura no desenvolvimento de nosso trabalho, causada pelos eventos pandêmicos a partir de março de 2020, seguimos recolhendo, nomeando e elaborando as perdas e seus efeitos. Pautados pela ética do desejo, de sustentar na polis um discurso que fure o sentido dos sintomas do sofrimento psíquico, apostamos na noção de transferência como articulador possível de um trabalho de coletivo, por analistas, na cidade.

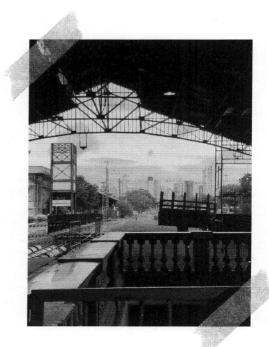

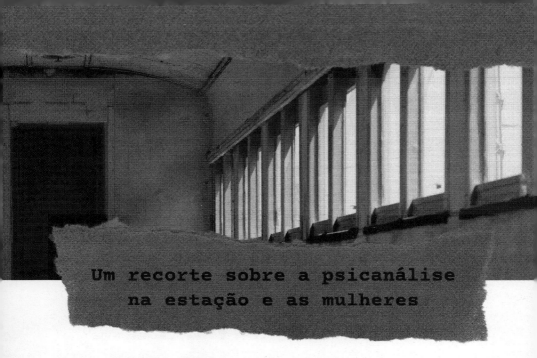

Um recorte sobre a psicanálise na estação e as mulheres

A Psicanálise surgiu no século XIX e ainda carrega o estigma de que sua prática é essencialmente exercida em consultório particular, onde o analisante se deita no divã e fala livremente, endereçando sua fala ao analista que o escuta em atenção flutuante e pouco fala ou intervém. Também é vista como acessível apenas àqueles socialmente privilegiados com poder aquisitivo para pagar o valor das sessões.

Embora muitos processos analíticos sejam realizados nesses moldes, a psicanálise vem se popularizando, como era o desejo de seu criador, Sigmund Freud, e os coletivos de psicanálise nos espaços públicos ou de rua existentes no momento, como o Coletivo Estação Psicanálise de Campinas, têm importante papel nessa transformação, na medida em que atravessam as paredes dos consultórios e realizam a aproximação pela palavra nos espaços aos quais não se chegava.

A desigualdade social no Brasil, o neoliberalismo, a

precarização do trabalho e a ausência de políticas públicas têm potencializado um quadro de sofrimento psíquico na população, com sujeitos cada vez mais distantes uns dos outros, competitivos, isolados e emudecidos.

O Psicanalista Jacques Lacan definiu que o inconsciente é estruturado como uma linguagem e que nos tornamos sujeitos na relação com o outro. Sendo assim, o laço social é intrínseco para nossa condição humana, uma vez que a palavra é tão cara para a Psicanálise. Nós, analistas, ao colocarmos nossos corpos nas ruas, desejamos que ela circule, seja restituída a quem foi negada e que o sujeito cuja fala é endereçada ao outro-analista se escute, acesse o seu inconsciente, possa se haver com seu sintoma e se implicar com seu desejo e assim transformar sua condição de sofrimento.

Quando Freud iniciou seus estudos para a construção da teoria Psicanalítica, ele acompanhou casos de mulheres que sofriam de histeria, um estado patológico que desafiava a medicina da época e que acometia pessoas do sexo feminino e masculino, principalmente feminino, relacionada a sintomas corporais em decorrência de um trauma psíquico. Freud descobriu que quando seus/suas pacientes falavam o sofrimento era aliviado e assim ele os/as escutava como uma forma de tratamento dos sintomas.

Nós, analistas do Coletivo Estação Psicanálise,

escutamos o sujeito em sua singularidade, considerando a ética da Psicanálise, o desejo daquele que fala. Assim como Freud relatou na sua obra Estudos Sobre Histeria, que traz casos clínicos das mulheres que atendeu, queremos nesta escrita dar vozes às mulheres – algo que tem sido historicamente negado. O sofrimento do corpo feminino denuncia o mal-estar da sua época, transita pelas ruas e está presente na Estação, seja no corpo das analistas que compõem o coletivo ou no corpo daquelas que querem endereçar sua fala para quem as escute.

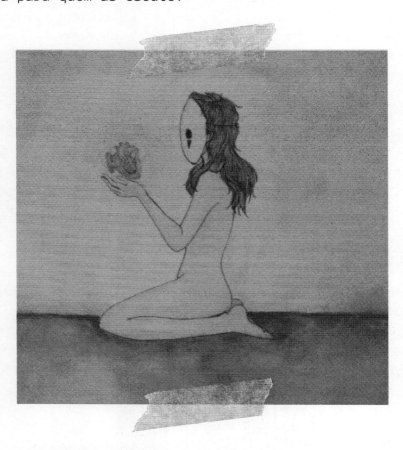

Isto posto, relatamos alguns atendimentos realizados com mulheres pelo coletivo para retratar um recorte da nossa prática de escuta na rua, o encontro de dois inconscientes. Os nomes são fictícios.

Em um dos primeiros atendimentos realizados pelo coletivo, o grupo de analistas presentes observava uma banda de músicos que eram fotografados nos trilhos da Estação Cultura. Junto com esse grupo estava Gabriela com seu bebê no colo e uma mochila grande nas costas; depois de um tempo, ela se aproxima do coletivo e pergunta sobre a Psicanálise, o trabalho do coletivo, disse que havia feito terapia anteriormente, mas em outra abordagem e gostaria de falar com um/uma psicanalista naquele dia. Com o filho no colo, que chorava e para quem ela dava o peito, contou sobre a maternidade, da sua relação difícil com a mãe, falou da avó, do pai e do companheiro – este último, enquanto ela falava, traz o bebê conforto. Gabriela também disse da angústia que sentia com as transformações em sua vida a partir da maternidade, supostamente não compartilhada pela banda de músicos que acompanhava.

Um grupo de mulheres idosas comparece com frequência para os atendimentos aos sábados, vão até a estação caminhando ou de transporte público, querem contar suas histórias, falar de si e de suas vidas, uma delas procura por um analista específico do coletivo, tem transferência com ele, parece querer escolher um único analista para endereçar sua fala. Contudo, devido à pandemia e à transição dos atendimentos presenciais para o online, elas não mais compareceram para os atendimentos.

Christiane F. era assídua às sessões presenciais na estação, retornava e era atendida por uma analista mulher. Foram quatro analistas diferentes. O seu caso foi discutido em uma sessão clínica por suscitar nas analistas questões em relação ao diagnóstico da estrutura e à direção do tratamento. Ela falava sobre um episódio de abuso sexual sofrido na infância, agressividade, culpa, desamparo, feminismo, prostituição e drogas, mudanças, famílias. Com a transição dos atendimentos presenciais para o online devido a pandemia, ao realizar uma sessão online com um analista homem, solicita continuar o tratamento exclusivamente com ele, como uma possibilidade de formar um laço com o outro.

Fernanda chega à estação com uma amiga e o filho no colo para uma sessão de análise, soube do coletivo através de amigos/as que haviam sido atendidos anteriormente. Enquanto falava, pediu uma pausa para a analista a fim de trocar a fralda do filho que chora. Falou da relação com o companheiro, traição, culpa, cobranças e a partir do que escuta da sua fala, se dá conta de que uma mudança na relação cabe a ela.

Ana buscava atendimento para seu neto, uma criança. Os/as analistas presentes ofertaram-lhe uma escuta, a qual foi aceita. Falou sobre o adoecimento e a perda recente da filha. Cuida do neto desde então; queixou-se com relação à ausência do pai da criança. Ele recebia o benefício da pensão devido à morte da esposa, mas não utilizava o valor recebido para as despesas do filho. Ela disse ainda que tanto ela quanto o esposo sofriam com a situação, também sofria pelo neto, temia as atitudes agressivas do genro, queria ajudar o esposo e o neto. A analista explicou para Ana sobre o dispositivo e que levaria a questão em relação ao atendimento de crianças para o coletivo e pediu que ela retornasse. Em reunião com o coletivo, decidiu-se que não é possível o atendimento de crianças na Estação, por falta de estrutura e que aqueles que procurassem esse tipo de atendimento seriam orientados sobre as possibilidades na rede pública.

As resenhas dos atendimentos apresentados têm a intenção de trazer para conhecimento a prática do coletivo, enquanto o outro a que a palavra é endereçada, como possibilidade de formar laço. Na escrita foi privilegiada a voz do feminino, sem considerar um diagnóstico da estrutura clínica.

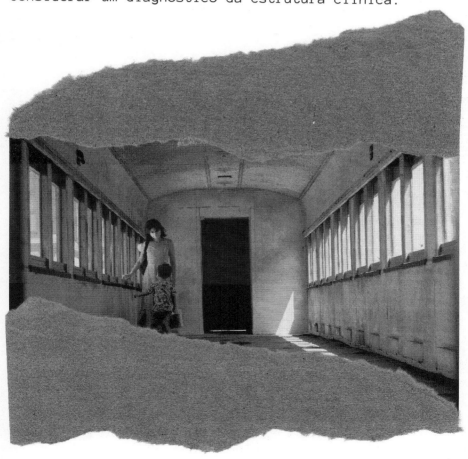

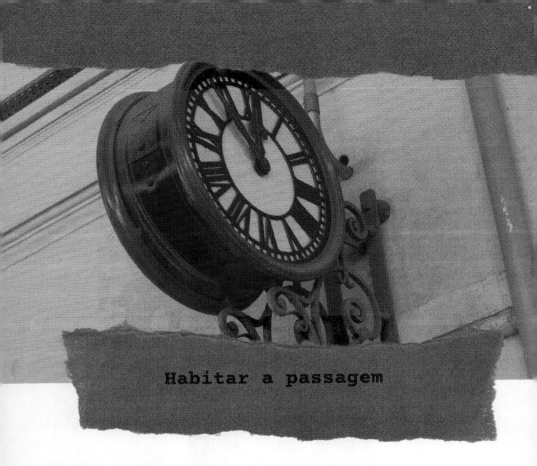

Habitar a passagem

Numa manhã de sábado, pedestres aguardam a passagem do longo trem de carga para atravessar os trilhos e alcançar a plataforma de trem, localizada na Estação Cultura, na região central da cidade de Campinas (São Paulo). É nesse espaço entre a Rua Francisco Teodoro e a Praça Marechal Floriano Peixoto, na Vila Industrial, que o Coletivo Estação Psicanálise se abre à escuta analítica.

A plataforma, como lugar plano e horizontal que é, sustenta a passagem dos caminhantes, o trânsito de um lado a outro da cidade.

Não é um local de estada ou de permanência, e quando

ampara a espera da passagem do trem de carga, requer paciência, aquela necessária aos atravessamentos. É uma localização que nos remete a um espaço e a um tempo muito singulares. Quando se pensa nesse espaço como lugar de passagem estamos no meio do caminho, entre um lugar e outro, e quando o foco é o tempo, há uma mudança de ritmo que o habita.

Pensando em nosso tempo e contexto presentes, é possível dizer que estamos entre o nobre barão Teodoro e o presidente militar de linha ditatorial Floriano, menos pensando na hierarquia ou nos tempos entre eles, e mais compreendendo que o entre é uma brecha, algo que se abre como diferenciação do que já existe, dos pontos de partida e de chegada. Assim, a escuta do Estação Psicanálise está atenta às palavras e vozes que circulam na cidade, em especial nas que transitam pela região central precarizada e que muitas vezes desconhecem o que é ser escutado. Está localizada em um lugar da cidade de Campinas que hoje está em disputa por muitos interesses privados, que buscam lucrar com a instalação de novos negócios na região e com o desenho de uma paisagem que em geral restringe a circulação de pessoas. A escuta aqui situada se abre como brecha que se diferencia desse estado de coisas e por sua abertura à múltiplas possibilidades surge como lugar singular de invenção de possibilidades.

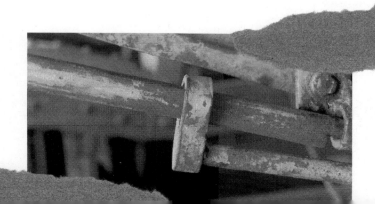

Essa localização física onde o Coletivo Estação Psicanálise se situa faz emergir o mundo político e social do qual a escuta não se esquiva, pelo contrário, se deixa atravessar por ele. Ao mesmo tempo, a plataforma de trem como localidade muito específica deste coletivo, faz com que a escuta habite a passagem, o trânsito, o meio, o entre, a mudança do ritmo cotidiano. Abre-se como fenda, não apenas na paisagem física e política, mas no espaço e no tempo corriqueiros. É nessa abertura, nessa passagem, no entre, que a fala livre e a escuta analítica se constituem também como brecha.

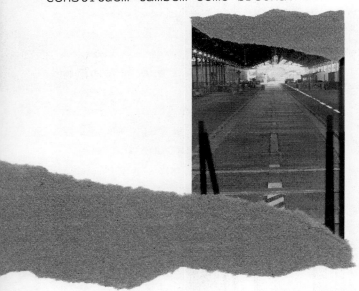

As inscrições no espaço da plataforma convidam os transeuntes à escuta, a habitar a passagem, ao encontro entre inconscientes. Sentados em cadeiras de plástico, analistas e analisandos se distribuem no espaço, sabendo que esse sentido de habitar tem pouco a ver com fixidez, e mais com o acolhimento que o encontro proporciona.

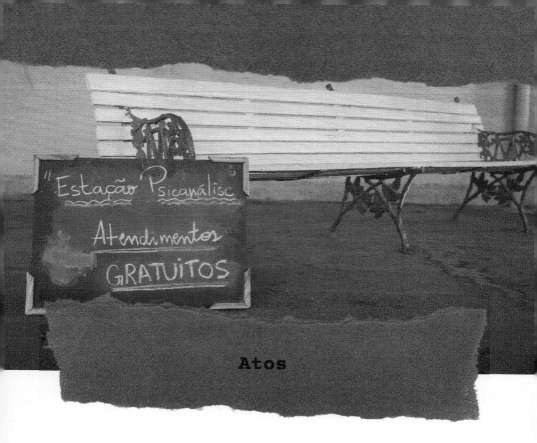

Atos

Gostaríamos de abordar brevemente alguns atos que, como tais, promoveram cortes e deixaram marcas no percurso do coletivo até aqui. Trata-se de decisões que, tomadas coletivamente, possibilitaram a formulação de questões em torno de nossa prática e seus efeitos em diferentes momentos.

Primeiro Ato.
O primeiro se fez em 07 de setembro de 2019: colocamos os pés na rua! Além da data, escolhida deliberadamente, os atendimentos de nosso primeiro sábado ocorreram ao lado da junta militar localizada no espaço da Estação porque, incialmente, não fomos bem recebidos pela gestão que cuidava da Estação

Cultura naquele momento e não poderíamos utilizar o espaço da antiga plataforma — ironias que carregam potência. Começamos a funcionar de fato no espaço público, nos inserimos na paisagem da cidade e fomos recolhendo os efeitos desse funcionamento e fazer clínico novo para todos nós. Por exemplo, a rotação dos analistas aos sábados, fazendo com que a cada dia de atendimento uma pessoa que retorne seja atendida por um(a) analista diferente, fez com que nos colocássemos a questão de como discutir os casos. Como construir um caso clínico em um dispositivo com rotação de analistas e evitar cair na imaginarização das impressões de cada um? Assim surgiu nossa Seção Clínica. Algumas das reuniões quinzenais são destinadas a esse espaço de elaboração clínica. Algum dos membros do coletivo sugere que um dos casos atendidos seja levado à Seção; os membros que atenderam aquela pessoa escrevem, cada um, um relato dos atendimentos e escolhem alguém que não tenha atendido aquela pessoa — pode ser inclusive alguém de fora do coletivo — para ser o comentador, a quem endereçam os relatos. A partir desses escritos, o comentador lê o que se escreve do caso, o que cai pela escrita, e, por sua vez, produz um comentário escrito com a aposta da transmissão disso que fica. Assim, podemos pensar a direção do tratamento caso a caso em nosso dispositivo.

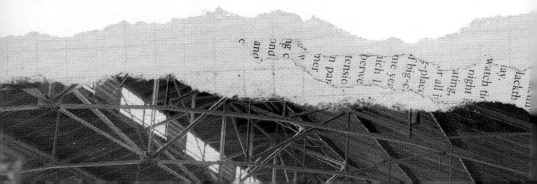

Segundo ato.

Março de 2020, os casos de Covid-19 começaram a crescer em Campinas e frente à (mal implementada) quarentena e fechamento de alguns espaços públicos, decidimos suspender os atendimentos do coletivo. Suspensão que nos permitiu pensar quais as limitações e possibilidades de nossa prática naquele contexto. Cientes dos consequentes recortes sócio-econômicos, mas apostando na potência da circulação da palavra, ainda mais em um momento de "isolamento social", decidimos passar a atender online.

Terceiro ato.

Inicialmente, atendíamos pessoas de qualquer localidade. Com a circulação na internet de uma matéria que divulgava "serviços de atendimento psicológico gratuito", muitas pessoas passaram a nos procurar. Com um ritmo de atendimentos intenso e a maioria das pessoas atendidas sendo de fora de Campinas — atendemos inclusive pessoas de fora do Brasil — fomos percebendo que algo do coletivo estava se descaracterizando. Somos um coletivo de psicanálise de rua de Campinas e estávamos sem a rua e com poucas pessoas de Campinas sendo atendidas. Assim, escolhemos fazer uma delimitação territorial na tentativa de construir alguma borda nesse território sem fronteiras que é a internet. Passamos a atender, mesmo online, somente moradores de Campinas e Região Metropolitana.

Quarto ato.

O número de atendimentos caiu drasticamente, houve sábados em que não foi realizado nenhum atendimento. Diante disso, as reuniões tomaram a frente de nosso trabalho. Fizemos reuniões temáticas em torno da angústia e do luto, por exemplo. Convidamos pessoas de fora do coletivo para dialogar conosco: psicanalistas, trabalhadores da rede pública de saúde, dos consultórios de rua e representantes do poder público municipal. Tudo na tentativa de sustentar nossa prática e construção coletiva em um momento tão árido.

Com o avanço da campanha de vacinação e a relativa melhora dos índices da pandemia, passamos a discutir como faríamos o retorno aos atendimentos presenciais. Recolocamos o corpo para jogo no dia 30 de abril de 2022.

Quinto ato.
Os efeitos desse ato ainda estão por recolher, temos que (re)começar nosso trabalho na cidade.

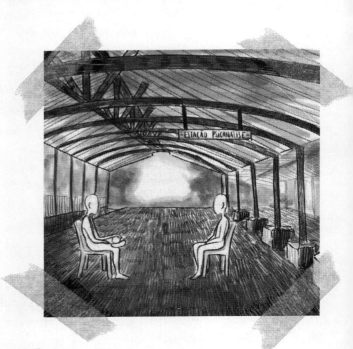

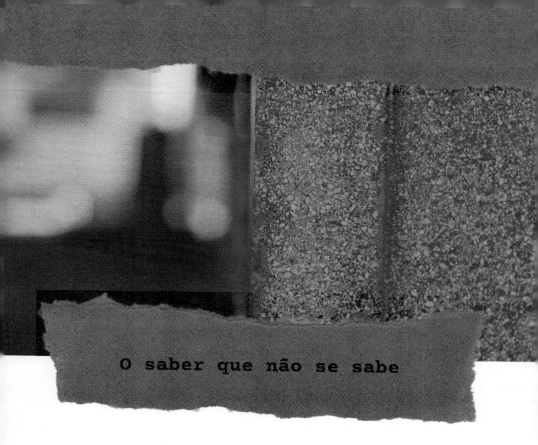

O saber que não se sabe

O inconsciente é justamente isso, um saber que não se sabe. O sujeito, apreendido pelo que aparece como falta, falha, quebra de sentido, é o que emerge nas entrelinhas, nos furos do saber, buracos abertos pelo livre falar.

Ao analista não cabe preencher as lacunas, mas manter aberta esta fenda de onde se entrevê/entreouve o saber do inconsciente.

Este saber de coisas miúdas, fragmentos que se mostram e desaparecem, palavras fugidias, aí se faz necessário um analista que as pegue pelos cabelos. Porque o analista também não sabe que sabe, também não sabe o que diz, então é preciso que um outro devolva a ele suas palavras e lhe aponte o lugar que ocupa sem saber, à revelia, na transferência. Para que o analista possa saber quem ele é, naquele instante, para aquele/a que lhe fala.

Para isto, organizamos as sessões clínicas, onde o caso é depurado em escrita. Um analista, muitos analistas, escrevem um caso escolhido para ser levado ao coletivo.

Estes escritos são entregues a um comentador que vai lê-los e construir seu comentário, que será levado ao coletivo. Afinal, os casos são do coletivo, embora essas tramas das transferências possam tramar outros desfechos. Assim, alguns casos acabam por ser tratados por algum analista que se sinta convocado para tal.

Além das seções clínicas temos também um pequeno grupo de analistas que se oferecem para supervisionar algum caso mais difícil, algo que estanca, algo que não encontra uma direção, algo que faz obstáculo à escuta. Os nós da clínica. Desfazer os nós, para que a palavra corra solta, retomar os trilhos e trilhas do tratamento.

Para além da aparente solidariedade com aqueles/as que se iniciam na escuta psicanalítica, há um compromisso ético com a formação do psicanalista, que não se faz sem alguns outros.

Nosso dispositivo de trabalho também resgata esta condição primordial da psicanálise. Desde o início está a transferência. Há o amor, há suposição de saber, há analistas. Não poderíamos recusar, em nosso coletivo, esta que é a experiência mesma que a psicanálise inaugura, a construção de um saber sob transferência.

Adriana Domingos Caris
Ana Claudia Ubinha Fattori
Ana Paula Agnelo de Oliveira
Bernardo Marinho
Brunno Toledo
Daniel Mondoni
Elisa Mara do Nascimento
Gabriel Lima de Oliveira
Inara Marin
Laura Alberti
Lauro Baldini
Letícia Stefanie Dorigon
Lourdes Mara Costa Silveira
Lucas Lourenço Lins
Lucas Palma
Luiz Eduardo Prado de Oliveira
Marcos Barbai
Maria Raquel de Aguiar
Marta M. Kanashiro
Marta Togni Ferreira
Paula Chiconini
Raíssa Koshiyama
Telma Domingues da Silva
Terence Hill
Tito Lívio Miguel Ferreira
Venúsia Cele Ferraz Pinheiro
Vitor Bicudo Oliva.
Vitor Daolio.

*Os nomes destacados em negrito são dos integrantes do coletivo que colaboraram mais diretamente com a publicação deste zine, mas contamos com muitas outras colaborações de antigos integrantes do coletivo e de diferentes convidados/as que trouxeram e compartilharam suas elaborações conosco ao longo do nosso percurso. Agradecemos a estas presenças pontuais que deixaram suas marcas.

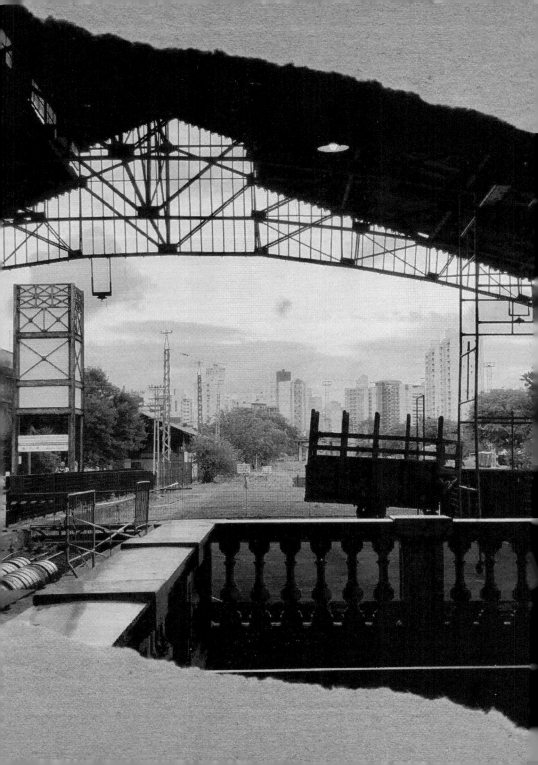